ISBN 978-3-662-27501-6   ISBN 978-3-662-28988-4 (eBook)
DOI 10.1007/978-3-662-28988-4

Aus der Dermatologischen Klinik und Poliklinik der Universität München
(kommiss. Vorstand: Dr. med. H. HÖCKER).

Die Kennzeichnung der remissionsfähigen und der malignen Verlaufsform des Pemphigu schronicus nach dem Blutbild*.

Von

Dr. med. H. HÖCKER.

(Eingegangen am 24. August 1947.)

I.

Wiederholt auftretende blasige Erhebungen auf der Haut und auch auf den Schleimhäuten ohne greifbaren Grund auftretend, mit mehr oder weniger allgemeinen Störungen einhergehend, äußerst wechselvoll in Erscheinung und Verlauf, meist ernster Natur, kennzeichnen das Krankheitsbild des Pemphigus vulgaris, schlechthin des „Pemphigus chronicus" (RIECKE, Handbuch für Haut- und Geschlechtskrankheiten).

Im Laufe der neueren Zeit reihen die Arbeiten von URBACH und WOLFRAM den Pemphigus in die Gruppe der Viruskrankheiten ein, eine Auffassung, deren Für und Wider MÜNSTERER in einer ausführlichen Monographie eingehend behandelt, ohne ihr auf Grund seiner Beobachtungen beizupflichten: So ist die Virusgenese auch durch die von LIPSCHÜTZ gefundenen Strongyloplasmen weder bestätigt noch gesichert. Die Auffindung und färberische Darstellbarkeit von Elementarkörperchen durch TANIGUCHI und WOLFRAM bedarf noch weiterer Prüfung. Die positiven Tierversuche und positiven Komplementbindungsreaktionen von URBACH und WOLFRAM werden bestätigt von TANIGUCHI, KUGA, OKAMOTO und MASUDA, sowie von DOSTROVSKY, GUREWITSCH, UNGAR und BINGER. Sie sind nicht bestätigt von BERNHARDT, SCHMITZ, GOUGEROT und BROUET, LENARTOWICZ, CAROL, PRAKKEN, RIUTER, MIURA und TOMITA sowie TANIMURA, COTTINI, FLECK und GOLDSCHLAG. Die Ergebnisse von LINDENBERG, der charakteristische Pemphiguserscheinungen nach intraperitonealer, subduraler und intratesticulärer Einverleibung von Blut und Serum der verschiedensten Hautkranken erzielt, werden von MÜNSTERER als fraglich oder chemisch-toxisch gedeutet, während RIECKE ihnen „große Skepsis" entgegenbringt. Die Versuche einer Virusgewinnung im Kulturverfahren sind positiv nach den Angaben von WERTH, MARKOLF und KNAUER; negativ nach MÜNSTERER, MARKHAM und ENGMAN.

Bakterielle Erreger (Tuberkelbacillus, Diphtheriebacillus) als die Grundlage für die Annahme einer Infektionskrankheit werden von der

---

* Als Habilitationsschrift der Med. Fakultät München vorgelegt.

Mehrzahl der Untersucher abgelehnt. Der Bacillus Radaeli ist als Erreger vom Entdecker selbst nicht aufrecht erhalten worden.

Die häufig beobachteten Funktionsstörungen verschiedener innersekretorischer Drüsen beim Pemphigus chronicus sind wohl mehr als Folge des schweren Krankheitsgeschehens zu deuten. Die Vielgestaltigkeit solcher Befunde an endokrinen Drüsen betonen SCOLARI und CHIALE, wobei CHIALE eine besondere Affinität des mutmaßlichen Agens des Pemphigus zu diesen Organen annimmt. TALBOTT und COOMBS erklären die Störungen im Säurebasenhaushalt, im Wasser- und Kochsalzstoffwechsel als sekundär aus eindeutigen anatomisch faßbaren Veränderungen der Nebennieren im Sinne einer Nebennierenhemmung. Gelegentliche Verminderung des Blutcalciumspiegels gelten als Ausdruck einer Störung der Nebenschilddrüsen.

Die Annahme einer allergischen Bedingtheit der Krankheit nimmt ihren Ausgang von der allerdings nur bei der Dermatitis herpetiformis charakteristischen Überempfindlichkeit gegen Jod.

Die von CASSAET und MICHELEAU 1906 festgestellte Kochsalzretention bei Pemphigus ist nach J. MAYR und WOLF als echte Stoffwechselstörung mehr als fraglich.

Die Klärung der Genese des Pemphigus chronicus ist somit bis heute weder gelungen noch abgeschlossen. Nicht ungern wird jedoch der Auffassung des Pemphigus als Infektions- und Viruskrankheit der Vorzug gegeben. Äußerer Krankheitsablauf und die einzelnen Untersuchungsergebnisse (s. o.) lassen diese Annahme als nicht unmöglich erscheinen.

Der Versuch, den Weg zur Erkennung der Genese des Pemphigus über den Umweg verschiedener Therapieverfahren zu erkunden, sei am Rande erwähnt. Die Beurteilung dieser Bemühungen wird jedoch erschwert durch eine häufige therapeutische Polypragmasie, die in jedem Einzelfall bei der Schwere der Erkrankung zwar verständlich, für die Eindeutigkeit eines „Heilverfahrens" aber nicht zweckdienlich erscheint. Auch sind Einzelmitteilungen im Schrifttum und Fallvorstellungen nicht geeignet, die sich widersprechenden Ergebnisse selbst gleichbleibender Heilmittelverwendung, z. B. Germanin — um nur eines zu nennen — zu klären, geschweige denn die Erkenntnis einer Krankheitsgenese zu fördern. Erschwert wird die Beurteilung aller Therapieanwendung beim Pemphigus noch durch die Tatsache, daß schwerste hoffnungslos erscheinende Formen der Krankheit bisweilen unerwartet zur spontanen „Heilung" oder vorsichtiger ausgedrückt Remission führen können, während andere gleich schwere Krankheitsfälle bei gleichen therapeutischen Maßnahmen unaufhaltsam zum Tode führen. RIECKE unterstreicht dieses Verhalten besonders, indem er es als „unerklärliche Eigenwilligkeit" der Krankheit bezeichnet. Diese Eigenart entwertet die Mitteilungen über Behandlungserfolge, solange es nicht gelingt, faßbare

Merkmale für die inneren Grundlagen dieser „Eigenwilligkeit" zu finden und solange es unmöglich bleibt, Remissionsfähigkeit oder Malignität des Einzelfalles schon frühzeitig noch vor dem Endausgang festzustellen. Wer das Glück hat, mit einem Heilverfahren vor dem Eintritt einer Remission zum Zuge zu kommen, ist allzu bereitwillig geneigt, den günstigen Ausgang nur seinem therapeutischen Handeln zuzuschreiben. Einzelmitteilungen solcher Art berichten nur zu gerne von den Erfolgen eines Heilmittels, wobei dann Nachuntersucher bei gleich schweren Krankheitsfällen mit dem gleichen Heilmittel nur Versager beobachten können.

Ein Fehler in der Therapiebeurteilung entsteht also beim Pemphigus besonders leicht dann, wenn, wie so oft, die jeweilige Behandlungsart allein zum Mittelpunkt des Krankheitsgeschehens oder der Beurteilung des Krankheitsausganges erhoben wird und die Eigengesetzlichkeit der Krankheit hinsichtlich Remission oder Malignität übersehen wird. Überschwängliche Erfolgsmitteilungen auf der einen Seite, völlige Versager auf der anderen verwirren vielfach eine Heilmittelbeurteilung, anstatt sie zu klären. Mit Recht mahnt daher RIECKE zur „Vorsicht in der Beurteilung aller Heilmittel beim Pemphigus überhaupt". Eine weitere umfassende Umfrage über den Wert der verschiedenen Heilmethoden beim Pemphigus bestätigt, daß die therapeutischen Bemühungen nach wie vor unbefriedigend sind. Dies gilt auch für das Germanin, dessen Erfolge bei gleicher Gelegenheit als „wechselnd" betont werden (KEINING, BERGGREEN, LÖHE, MARCHIONINI, J. MAYR. RIECKE, SCHERBER SCHMIDT-LABAUME, VEIEL). Mit Betonung weist auch ZIELER auf die erschwerende „Eigenwilligkeit" der Krankheit — bald Remission, bald tödlichen Ausgang — hin, wenn er schreibt: „Die Voraussage des Pemphigus vulgaris ist eine sehr unsichere, da die gutartige von der bösartigen Form nie zu trennen ist."

Es war unter solchen Umständen notwendig, für diese Eigenwilligkeit der Erkrankung (das einemal Remission, im anderen Fall maligner Verlauf) sichere Grundlagen zu suchen, die nach klinischen und prognostischen Merkmalen frühzeitig jede dieser Formen erkennen und auch gegenseitig voneinander abgrenzen lassen.

Im Jahre 1934 konnte ich erstmals an Hand eines relativ kleinen Beobachtungsgutes darauf hinweisen, daß sich aus Unterschieden der Blutbefunde in klinischer wie in prognostischer Hinsicht Möglichkeiten bieten, um den remissionsfähigen Krankheitsverlauf und die maligne Krankheitsform im einzelnen frühzeitig zu erkennen und beide voneinander zu unterscheiden.

Das damalige beobachtete Krankengut umfaßte nur 9 Pemphiguskranke. Von diesen zeigten 6 normale Erythrocyten-Hämoglobinwerte im Blute, sie kamen sämtlich zur Remission (Heilung) während $1/2$ bis

2jähriger Beobachtungsdauer. Bei den restlichen 3 Kranken führte der Pemphigus unaufhaltsam zum Tode; sie erwiesen sich refraktär gegenüber der Behandlung auch mit Germanin und unterschieden sich von den oben angeführten nach dem Blutbilde dadurch, daß die Erythrocyten-Hämoglobinwerte erheblich vermindert waren. Meine damaligen Beobachtungen zeigt Tabelle 1.

Tabelle 1. *Pemphiguskranke.*

Mit normalen Erythrocyten-Hb-Werten	Mit verminderten Erythrocyten-Hb-Werten
1. T., Heinrich (G.) . . 5,1 Mill. 90%	7. St., Jakob (G.). . . 2,7 Mill. 60%
2. K., Georg . . . . . 4,7 Mill. 95%	8. W., Katharina (G.) . 2,2 Mill. 70%
3. K., Anna. . . . . . 5,6 Mill. 90%	9. Sch., Therese (G.) . 3,1 Mill. 54%
4. T., Pauline . . . . . 4,9 Mill. 84%	† trotz Germanin
5. Sch., Josef (G.) . . . 5,4 Mill. 87%	
6. W., Marie. . . . . . 5,0 Mill. 73%	
Remissionen von $1/2$—2jähriger Dauer	

G. = Germaninanwendung.

In Tabelle 1 sind somit 6 remissionsfähige Pemphiguskranke und 3 Kranke mit maligner Verlaufsform nach den Blutbefunden gekennzeichnet und deutlich voneinander unterschieden.

Daß Blutbefunde bei der Pemphiguserkrankung von jeher Gegenstand eingehender Untersuchungen waren, bedarf keines besonderen Hinweises. Auch fehlen hierbei nicht gelegentliche Beobachtungen einer Verminderung der Erythrocytenzahlen im Blute. RIECKE schreibt hierüber: ,,Es hat den Anschein, daß beim Pemphigus meist eine Herabsetzung der Erythrocytenwerte vorhanden ist." Allerdings weist er an anderer Stelle darauf hin, daß zur Auswertung und Beurteilung der Blutbefunde im ganzen noch zu wenig Reihenuntersuchungen vorliegen. Solche Reihenuntersuchungen hat in der Folge GRINEW nur bei Pemphigus foliaceus durchgeführt und dabei eine gleichbleibende Verminderung der Erythrocytenzahlen und des Hämoglobingehaltes gefunden. Das Bild einer Anämie erwähnen ferner PELAGATTI, FRÜHWALD u. a. Verminderte Hämoglobinwerte finden GRÜNWALD, ATTENHOFER und SCHIEDAT. Ihre Zahlen sind 50, 63 und 58% Hämoglobin. Im Gegensatz hierzu stehen die Angaben normaler oder vereinzelt übernormaler Erythrocyten- und Hämoglobinwerte, so bei DANLOS 8,7 Mill. Erythrocyten und bei KARTAMISCHEW 6,8 Mill. Erythrocyten. ATTENHOFER, FRÜHWALD und VON ZUMBUSCH erwähnen Hämoglobinwerte von 70, 80 und 90%. Es kann nicht verwundern, daß bei solchen gegensätzlichen Blutbefunden ein Teil der Untersucher, wie TÖRÖK und RONA, dem Blutbild beim Pemphigus überhaupt keinerlei besondere Bedeutung zubilligen möchten. Tatsächlich ergibt eine wahllose Überprüfung von Blutbefunden bei verschiedenen Pemphiguskranken regellos

Die Kennzeichnung des Pemphigus chronicus nach dem Blutbild. 185

in einem Falle normale oder gelegentlich etwas erhöhte, im anderen Falle bedeutend verminderte Hämoglobin-Erythrocytenwerte. Diese Regellosigkeit und Unsicherheit der Blutbefunde erhält jedoch eine sinnfällige Ordnung, wenn die Pemphiguskranken auf Grund meiner Beobachtungen (s. Tabelle 1) eingeteilt werden:

a) in solche Kranke, die trotz und während ihrer schweren klinischen Erscheinungen noch relativ normale Erythrocyten-Hämoglobinwerte aufweisen;

b) in solche, bei denen sich deutlich verminderte Erythrocyten-Hämoglobinzahlen von Anfang an oder im weiteren Verlauf der Krankheit einstellen.

Bei solcher Einteilung zeigt sich die überraschende Tatsache, daß die Kranken mit den normalen Werten (trotz schwerer klinischer Erscheinungen) später zur Remission gekommen sind, auch ohn Germanin. Sie gehören somit der remissionsfähigen (gutartigen) Krankheitsform an und sind durch das Blutbild gekennzeichnet. Im Gegensatz hierzu kamen jene ebenfalls schweren Pemphiguskranke mit den *verminderten* Hämoglobin-Erythrocytenzahlen sämtlich zum Exitus auch mit Germanin. Auch sie sind in ihrer malignen Verlaufsform nach dem Blutbefund gekennzeichnet. Beide Formen unterscheiden sich somit nicht nur nach dem Endausgang der Erkrankung, sondern nach frühzeitigen und deutlichen Unterschieden der Blutbildwerte. Es scheint somit die Zahl der Erythrocyten und des Hämoglobins bei Pemphiguskranken nicht einen uncharakteristischen regellosen Wert darzustellen, sondern sie gibt vielmehr im Gegenteil geradezu gesetzmäßig Aufschluß darüber, welche Verlaufsform der Erkrankung vorliegt. Diejenigen Kranken mit ständig normalen Erythrocyten-Hämoglobinwerten sind durch ihre Aussicht auf Remission ungleich günstiger zu beurteilen, als die ebenso schwer kranken Personen mit den verminderten Zahlen, die der malignen (tödlichen) Verlaufsform zugerechnet werden müssen. Die Anwendung eines Heilmittels (Germanin) scheint dabei ohne besonderen Einfluß zu sein; sie täuscht jedoch bei den remissionsfähigen Fällen einen Heilerfolg vor, der bei den malignen fehlt. Hieraus können die widersprechenden Angaben über Erfolgsmitteilungen und Versager bei gleichem Heilmittel in der Pemphigusbehandlung erklärbar sein. Die Remission eines remissionsfähigen Pemphigus wird auf Grund der von mir gegebenen Kennzeichnung nach dem Blutbild nicht mehr als Erfolg irgendeines Heilmittels umgedeutet werden dürfen. Das Schrifttum, das die Erythrocyten-Hämoglobinwerte beim Pemphigus uncharakteristisch und regellos findet, wäre ferner, wenn unsere Beobachtungen sich an größerem Materiale bestätigen sollten (s. u.) dahingehend zu berichten, daß es sich bei den dort angegebenen Kranken mit normalen Erythrocyten-Hämoglobinwerten um solche gehandelt hat, die später zu einer Remission bzw. Heilung kamen, während jene mit unternormalen Werten zu letalem Ende ohne vorherige Remission gekommen sein dürften. Dies rückläufig nachzusehen ist jetzt schwer, dies weiterhin überprüfen zu wollen, ist der Zweck vorliegender Arbeit. Ferner wären die widersprechenden Angaben über Erfolge oder Mißerfolge bei gleicher Heilmittelverwendung, z. B. Germanin, dahingehend zu ergänzen, daß Erfolge und „Heilungen" weniger durch ein Heilmittel, als durch die vorhandene Remissionslage der Erkrankung beding sind.

Auf der anderen Seite sind Versager bei eben derselben Heilmittelanwendung eher auf eine vorhandene maligne Verlaufsform des Pemphigus zurückzuführen. Daraus folgt, daß noch keine der bisher verwendeten Behandlungsmethoden bei Pemphigus als unbestritten spezifisch wird bezeichnet werden dürfen.

Erstmals wurde von mir zusammen mit L. HAUCK die Leberbehandlung beim Pemphigus angewendet, wobei wir über Erfolge bei einigen nach dem Blutbilde malignen Verlaufsformen berichten konnten. Diese günstigen Erfahrungen fanden in der Folge ihre Bestätigung durch BADE, DOWNING, SULZBERGER und KAYSER. SULZBERGER glaubt auch, daß die Verträglichkeit des Germanins durch die Verabreichung von Leberpräparaten erhöht werden könne. So hat sich die seinerzeit von uns vorgeschlagene Leberbehandlung des Pemphigus vom Schrifttum bestätigt und empfohlen mehr und mehr eingeführt und ist heute zum Teil neben anderen Therapieanwendungen bei dieser Krankheit leider zu einer Art automatischen Behandlungsform geworden. Ich habe den Eindruck, daß sie jetzt viel zu kritiklos und wahllos angewendet wird, ohne daß je eine exakte Prüfung auch hinsichtlich ihres Einflusses auf das Blutbild vorgenommen wird und wurde. Zweck dieser Arbeit ist es daher, auch den Wert oder die Wertlosigkeit der Leberbehandlung nach einer eventuellen Wirksamkeit auf die Blutbefunde beim Pemphigus vulgaris zu überprüfen.

II.

Die mir jetzt zur Verfügung stehenden Blutuntersuchungen beziehen sich auf insgesamt 40 Pemphiguskranke, von denen die Hälfte stationär letal endigte, während weitere 20 Fälle die Remission erreichten und geheilt oder gebessert aus der Dermatologischen Klinik entlassen wurden. Es handelt sich hierbei um ein Krankengut, das bei der nicht allzu großen Häufigkeit im Auftreten der Krankheit doch als einigermaßen umfangreich gelten darf. Bei den meisten dieser Kranken wurden die Blutkontrollen laufend durchgeführt, so daß die Forderung RIECKEs nach Reihenuntersuchungen erfüllt ist, und gelegentlich mögliche Einzelfehler einer Auszählung sich im errechneten Durchschnittswert ausgleichen können.

Die Kennzeichnung des Pemphigus chronicus nach dem Blutbild. 187

Die 20 tödlich verlaufenen Pemphigusfälle sind für sich zu einer Gruppe zusammengefaßt und jenen anderen 20 Kranken gegenübergestellt, die noch die Remission erreichten.

Bei der Gegenüberstellung der Blutuntersuchungen aus der Gruppe der 20 tödlichen Pemphigusfälle zu jener Gruppe von 20 Kranken mit gutartiger Verlaufsform ergeben sich als Gesamtdurchschnitt für Hämoglobin und Erythrocyten folgende Werte (nach Tabelle 2):

Tabelle 2.

Pemphiguskranke	Zahl der Kranken	Gesamtdurchschnittswert für		
		Erythrocyten	Hämoglobin %	Index
Mit tödlichem Ausgang	20	3,3 Mill.	62	0,9
Mit gutartigem Verlauf	20	4,3 Mill.	77	0,89

Die Tabelle 2 zeigt somit bei den 20 Pemphiguskranken mit tödlicher Verlaufsform eine erhebliche Verminderung der Hämoglobin- und Erythrocytenwerte im Gegensatz zu jenen Durchschnittswerten des gutartigen Pemphigusverlaufes bei 20 weiteren Fällen.

Diese Gegenüberstellung ist noch in Tabelle 3 (—) nach einzelnen differenzierten Blutbefunden weiter ausgeführt. Dabei ist der Kürze wegen auf die Aufstellung sämtlicher Blutbildserien von insgesamt 40 Kranken verzichtet, vielmehr wurde die Gegenüberstellung der Blutbildwerte nur auf die Hälfte der Kranken aus beiden Gruppen beschränkt.

Die Durchsicht der Tabelle 3 zeigt bei Gegenüberstelung der Gruppen a (tödliche Fälle) und b (remissionsfähige Fälle) die Unterschiede der Erythrocyten-Hämoglobinwerte, wobei die verminderten Hämoglobin-Erythrocytenwerte bei der letalen Gruppe gefunden werden. Im Gegensatz hierzu entsprechen die Blutbildwerte der remissionsfähigen Gruppe von vornehrein und auch im weiteren Verlaufe der Norm oder nähern sich ihr weitgehend an. Es folgt aus dem hier vorliegenden größeren Beobachtungsgut, daß es auf Grund dieses Merkmals nach den Blutbefunden wohl möglich ist, maligne und remissionsfähige Pemphigusverlaufsformen im einzelnen Krankheitsfall zu erkennen, sie voneinander abzugrenzen und schon prognostisch daraus von vornherein den Krankheitsverlauf abzunehmen.

Werden jedoch sämtliche Blutbefunde, die in Tabelle 3 (a und b) nach der von mir gegebenen Einteilung (remissionsfähiger und letaler Krankheitsverlauf) aufgeführt sind, wahllos zusammengestellt, so entsteht jenes Bild der allgemeinen Regellosigkeit der Blutbefunde des Pemphigus, wie sie die Literatur beschreibt.

Tabelle 3[1].

Blutbilder der letalen Pemphigusgruppe (Gruppe a).

Fall	Alter	Datum	Erythro	Hämo	Fl.	Leuko	Neutrophile			Eosin	Lympho	Mono	Baso	Myelo-cyten	Krankheits-ausgang
							Jugend	Stab	Segm						
Normalblutbild nach SCHILLING			5,0	100	1,0	6—8000	—	4	63	3	22—35	6	—	—	
1	64	23. 5.	1,8	35	0,9	3450	6	32	19	23	14	2	—	—	
		1. 6.	2,2	48	1,0	66500	—	3	72	7	16	2	—	4	
		18. 6.	2,2	43	0,9	9750	—	7	84	1	6	—	—	—	
2	48	13. 9.	3,1	80	1,2	6100	—	18	50	1	27	4	—	—	
		20. 9.	3,1	70	1,1	26000	—	19	37	32	6	5	—	1	
		15. 10.	3,2	70	1,0	12000	1	13	49	24	10	2	—	1	
3	35	2. 6.	3,4	64	0,9	6350	—	17	51	11	19	2	—	—	
4	58	6. 2.	3,3	62	0,9	11850	—	10	66	1	22	1	—	—	
		21. 4.	4,0	75	0,9	9500	—	5	47	11	35	2	—	—	
		19. 8.	4,0	60	0,8	8100	—	5	40	9	44	2	—	—	
		25. 9.	3,9	75	0,9	10000	—	6	35	7	49	3	—	—	
5	68	1. 2.	2,3	48	1,0	9200	—	11	50	—	18	20	1	—	Exitus letalis
		6. 3.	3,7	74	1,0	6150	—	11	64	2	18	5	—	—	
		10. 3.	2,2	50	1,1	8800	—	—	—	—	—	—	—	—	
		4. 4.	2,2	46	1,0	5600	—	—	—	—	—	—	—	—	
6	55	3. 11.	3,6	63	0,8	13000	5	31	37	5	11	11	—	—	
		10. 11.	3,5	60	0,8	10450	—	11	49	8	30	1	1	—	
		10. 1.	3,6	67	0,9	6950	—	—	55	—	45	—	—	—	
7	32	14. 5.	4,0	80	1,0	11450	1	12	49	1	24	5	—	—	
		27. 6.	3,2	60	0,9	14200	—	16	49	—	23	10	—	—	
8	45	26. 3.	3,1	60	0,9	9600	—	10	43	1	39	7	1	—	
		3. 4.	2,6	50	0,9	4000	—	21	51	4	22	5	—	—	
		12. 4.	2,6	58	1,1	6400	—	10	46	4	32	6	2	—	
		25. 4.	3,0	51	0,5	6800	—	11	62	2	21	4	—	—	
		5. 5.	3,6	38	0,5	7000	—	13	57	1	26	2	—	—	
		20. 5.	2,6	48	0,9	5400	—	21	38	4	28	6	3	—	

Die Kennzeichnung des Pemphigus chronicus nach dem Blutbild. 189

Nr.	Alter	Datum				Leuko									Bemerkungen
9	68	1. 6.	2,9	56	0,9	5400	—	16	52	9	19	3	—	—	Exitus letalis
		15. 6.	2,8	60	1,0	5600	—	19	51	8	15	6	1	—	
		1. 7.	4,3	64	0,7	8950	—	22	40	13	20	—	1	—	
		13. 7.	3,3	68	1,0	7000	—	18	53	13	13	3	5	—	
		27. 7.	3,5	73	1,0	7800	—	15	46	14	17	6	1	—	
		7. 2.	3,6	74	1,0	6150	—	6	40	2	38	10	—	—	
		12. 2.	2,2	50	1,1	8800	4	11	50	—	18	20	1	—	
		4. 4.	2,2	46	1,0	5600	—	11	64	2	18	5	—	—	
		25. 4.	2,1	36	0,9	5400	—	14	63	2	14	7	1	—	
10	55	1. 5.	3,8	56	0,9	9600	—	12	71	9	6	—	—	—	
		18. 6.	2,5	63	1,2	8600	—	7	57	16	17	1	—	—	
		25. 7.	3,0	62	1,0	15000	—	12	80	—	5	3	1	—	
		17. 8.	2,9	51	0,8	11000	2	15	69	2	11	1	—	—	

Blutbilder der remissionsfähigen Pemphigusgruppe (Gruppe b).

Nr.	Alter	Datum				Leuko									Bemerkungen
11	71	3. 6.	6,2	110	0,8	9200	—	1	50	13	29	5	—	3	Remission
12	82	7. 8.	5,5	85	0,7	15100	—	1	63	1	27	3	—	5	,,
		16. 9.	5,1	90	0,8	8000	—	2	38	7	47	2	2	3	geheilt
13	69	17. 2.	4,8	96	1,0	8600	—	2	62	15	18	3	—	—	,,
14	23	7. 2.	3,7	78	1,0	12800	1	—	54	11	32	1	1	—	
		14. 2.	4,1	81	0,9	10200	—	1	69	11	18	—	1	—	
		8. 3.	4,3	80	0,9	12300	—	5	65	13	11	6	—	—	
		27. 3.	4,5	70	0,8	9700	—	8	49	6	26	11	—	—	
		25. 4.	4,5	90	1,0	11200	—	6	58	4	24	8	—	—	
		14. 5.	5,2	95	1,0	7000	—	5	55	3	33	4	—	—	
15	77	22. 5.	4,3	86	1,0	5600	—	2	72	5	18	3	—	—	Remission
16	80	1. 8.	4,8	93	0,9	8000	—	7	83	10	—	—	—	—	,,
17	48	12. 3.	4,3	89	1,0	11500	—	6	58	6	26	4	—	—	,,
18	3	23. 1.	4,2	68	0,8	7100	—	7	21	2	64	3	3	—	geheilt
19	78	12. 4.	4,0	74	0,9	8000	—	3	55	18	18	5	—	1	Remission
		24. 5.	4,2	83	0,9	5400	—	2	50	24	20	3	—	—	
		1. 7.	4,2	60	0,7	6850	—	3	41	30	26	—	—	—	
20	60	2. 4.	4,4	92	1,0	6800	—	10	55	4	25	6	—	—	gebessert

[1] In Tabelle 3 sind Blutbilder aus dem Krankengut (Krankengeschichten) der Dermatologischen Klinik aufgeführt, die mein Doktorand F. WOHNKE in seiner Dissertation „Die pathognomonischen Veränderungen im Blutbild bei Pemphigus vulgaris" verwendete.

Fall 11 z. B. würde als Einzelfall betrachtet mit seinen übernormal hohen Erythrocyten-Hämoglobinwerten jener Angabe von DANLOS und KARTAMISCHEW nahekommen, die ebenfalls in einem Einzelfall hohe Werte von 8,7 Mill. und 6,8 Mill. Erythrocyten bei ihrem Kranken berichten.

Fall 12 und 13, 20, 16 und 17 wiederum kämen jenen Mitteilungen im Schrifttum über das Vorliegen normaler Werte beim Pemphigus gleich.

Diejenigen Fälle, welche verminderte Erythrocyten-Hämoglobinwerte aufweisen, und von mir prognostisch und im Verlauf als tödliche Pemphigusformen erkannt wurden, entsprächen wiederum jenen Blutbefunden, von denen RIECKE anführt: „es hat den Anschein, daß beim Pemphigus meist eine Herabsetzung der Erythrocytenwerte vorhanden ist". Alle Werte zusammengenommen aber würden in ihrer scheinbaren Regellosigkeit jenen Recht geben können, die wie TÖRÖK und RONA solchen „widersprechenden" Blutbefunden beim Pemphigus überhaupt keinerlei besondere Bedeutung zumessen möchten.

Ich glaube demgegenüber nachgewiesen zu haben, daß eine Unterscheidungsmöglichkeit der letalen und remissionsfähigen Verlaufsformen nach den dargelegten Blutbefunden vorliegt und daß es wohl möglich ist, beide Formen auch prognostisch zu trennen. Die Anschauung ZIELERs „die Voraussage des Pemphigus ist eine sehr unsichere, da die gutartige von der bösartigen Form nie zu trennen ist", wäre damit nicht mehr zutreffend.

In Tabelle 3 sind ferner die Differentialzahlen der Blutbefunde im einzelnen angegeben. Hierbei wird noch ein weiterer Unterschied zwischen der malignen Pemphigusgruppe und der remissionsfähigen Pemphigusverlaufsform deutlich. Die Pemphiguskranken der malignen Verlaufsform lassen außer der beschriebenen Verminderung der Hämoglobin-Erythrocytenwerte noch eine Linksverschiebung des Blutbildes erkennen mit erheblicher Vermehrung der stabkernigen Leukocyten, wobei bei 6 Kranken (1, 2, 6, 7, 8, 9) gelegentlich auch Jugendformen und Myelocyten erscheinen. Dabei handelt es sich nicht um Blutbildwerte des Endstadiums der Krankheit oder um Kranke mit fortgeschrittenen schweren klinischen Erscheinungen, welche schon äußerlich die maligne Verlaufsform hätten erkennen lassen. Vielmehr liegen wie in Fall 1, 7, 3, 5, 6, 9 und 10 Ersterkrankungen vor, die sich äußerlich in keiner Weise von den Krankheitserscheinungen solcher Kranker mit gutartigem Verlauf unterschieden und oft nur mit geringen Blasenbildungen einhergingen, wobei die Linksverschiebung trotzdem schon deutlich wurde. Im Gegensatz zu der remissionsfähigen Krankheitsform bildet sich dabei frühzeitig eine gesteigerte neutrophile Kampfphase im Blutbild aus (im Sinne von

ARNETH, SCHILLING), wie wir sie bei infektiös-toxischen Erkrankungen oder als Neutrophilie überhaupt bei septischen Prozessen finden. Tabelle 4 zeigt diese Unterschiede der malignen und remissionsfähigen Verlaufsform des Pemphigus nach dem Grad der Linksverschiebung im Blutbild.

Tabelle 4. *Linksverschiebung im Blutbild bei Pemphigus.*

	Stabkernige Leukocyten					Jugend formen
	normal 1—5 %	leicht erhöht 6—10 %	starke Linksverschiebung			
			11—20%	21—30%	31—40%	
Letale Gruppe	—	1 Fall	7 Fälle	—	2 Fälle	6 Fälle
Remissionsfähige Gruppe .	5 Fälle	5 Fälle	—	—	—	—

Nach Tabelle 4 findet sich in der letalen Gruppe bei 10 Pempihgusfällen kein Kranker mit normalen Zahlenverhältnissen der stabkernigen Leukocyten. 9 von 10 Kranken weisen eine starke Linksverschiebung auf. Nur ein Kranker zeigt leicht erhöhte Werte der stabkernigen Leukocyten.

Im Gegensatz hierzu wird bei der gutartigen Verlaufsform jede stärkere Linksverschiebung vermißt. Die Zahl der stabkernigen Leukocyten ist nach der Tabelle 4 bei 5 Fällen dieser Gruppe normal, in ebensoviel weiteren nur leicht erhöht.

Damit deutet sich in der Linksverschiebung des Blutbildes bei Pemphigus ein weiteres Kennzeichen für die maligne bzw. letale Verlaufsform der Erkrankung an, während der remissionsfähigen Verlaufsform eine stärkere Vermehrung der stabkernigen Leukocyten fehlt. Hieraus wird auch im Blutbilde die prognostische Trennung nach maligner und benigner Verlaufsform beim Pemphigus ebenso ermöglicht, wie durch die oben erwähnte Verminderung der Erythrocyten-Hämoglobinwerte.

Die übrigen Zellarten des Differentialblutbildes, wie Lymphocyten, Eosinophile, Mononucleäre usw. bieten, um dies vorwegzunehmen, gegenüber dem hierüber bisher Bekannten keinerlei Besonderheit. Die Fälle 1, 2, 4 bestätigen die Beobachtungen WINFIELDs, der einen Rückgang der Eosinophilen ante mortem feststellen konnte. Die Fälle 11, 13, 2 und 4 stimmen überein mit Beobachtungen SZATHMARYs und WILLs, wonach eine Eosinophilie der Blaseneruption vorausgeht oder ihr Auftreten begleitet. Bei Fall 2 wurde der höchste Wert der Eosinophilen gefunden mit 32%, wobei das entsprechend schwere Krankheitsbild zum Exitus führte. Fall 4 gibt das Beispiel des Schwankens der Eosinophilen, wie es des öfteren bei Verschlimmerungen beobachtet wird.

Die Lymphocyten zeigten ein wechselndes Verhalten zwischen Lymphocytose und Lymphopenie, wobei 5 Fälle mit Lymphopenie im

Blutbild zum Exitus gekommen sind. MIERZECKI betrachtet die Lymphopenie unter allen Umständen als prognostisch ungünstig.

Die übrigen Formelemente wie Übergangsformen Mastzellen bieten keinen Anlaß zu besonderen Bemerkungen.

Die Gesamtwerte der Leukocyten im Blutbilde unterscheiden sich in der letalen und remissionsfähigen Pemphigusgruppe kaum in ihren Zahlenergebnissen. Nach Tabelle 5a stimmen beide Gruppen nahezu völlig überein und zeigen Gesamtleukocytenwerte bis zu 10000 und 20000 Leukocyten auf beiden Seiten in gleichmäßiger Verteilung der Fälle. Dieses Ergebnis bleibt auch das gleiche bei der Gegenüberstellung sämtlicher 40 zur Beobachtung gekommener Pemphiguskranker (s. Tabelle 5b).

Daß es sich beim letalen Pemphigus nicht etwa um sehr lange vorliegenden Krankheitsverlauf und dadurch bedingte Blutveränderungen als Zeichen des Endstadiums der Krankheit handelt, zeigt Tabelle 6.

Nach der Tabelle 6 treten die beschriebenen Kennzeichen des malignen Pemphigus: verminderte Erythrocyten-Hämoglobinwerte, vermehrte Linksverschiebung bereits in den ersten Krankheitsmonaten auf. Sie erscheinen damit im ersten Krankheitsbeginn und nicht in der Endphase der Krankheit. Sie sind somit weitgehend Frühzeichen des

Tabelle 5a. *Vergleich der Gesamtleukocytenwerte.*

	Gesamtleukocyten			Summe der Fälle
	bis 10000	bis 20000	bis 30000	
Letale Gruppe	6 Kranke	3 Kranke	1 Kranker	10
Remissionsfähige Gruppe	6 Kranke	4 Kranke	—	10

Zusammen 20 Fälle

Tabelle 5b.

	Gesamtleukocyten			Summe der Fälle
	bis 10000	bis 20000	bis 30000	
Letale Gruppe	8 Kranke	10 Kranke	2 Kranke	20
Remissionsfähige Gruppe	9 Kranke	11 Kranke	—	20

Zusammen 40 Fälle

Tabelle 6. *Anamnestisch vorliegender Krankheitsverlauf.*

	Monate							Jahre			
	1	2	3	4	6	8	9	1	2	3	4
Kranke der letalen Gruppe	7	4	—	—	1	1	—	3	2	—	2
Kranke der remissionsfähigen Gruppe	8	3	1	1	1	1	1	4	—	—	—

tödlichen Pemphigusverlaufes. Von den Letalfällen zeigen sämtliche 7 Kranke, die im ersten Krankheitsmonat zur stationären Aufnahme kommen, bereits dieses Frühzeichen. Weitere 4 Kranke, die im zweiten Krankheitsmonat aufgenommen werden, lassen ebenso die Verminderung der Erythrocyten-Hämoglobinwerte erkennen.

Auch bei längerem voraufgegangenen Krankheitsverlauf bleiben die Blutunterschiede in beiden Gruppen bestehen, so daß bei 8—12monatiger Krankheitsdauer, die letal ausgehenden Fälle jene beschriebenen Blutveränderungen zeigen, die den remissionsfähigen immer noch fehlen.

Ein länger als 12monatiger voraufgegangener Krankheitsverlauf findet sich bei den remissionsfähigen Fällen nicht, sie kommen innerhalb dieser Frist zur Remission. Sie können aus dieser Remission heraus nach verschieden langer Zeit rezidivieren und dann wieder zur Remission führen, schließlich aber auch tödlich enden. Wie weitgehend auch hierbei die beschriebenen Blutveränderungen pathognomonisch und prognostisch deutbar werden und kennzeichnend bleiben ergibt Fall 4, der über 4 Jahre in Beobachtung stand, dabei 2mal ein Remissionsstadium erreichte, zuletzt von 2jähriger Dauer, dann aber mit einem erneuten Blasenrezidiv tödlich endete.

Die Gegensätzlichkeit der Blutwerte im remissionsfähigen und in dem letalen Stadium ist hier an demselben Patienten besonders eindrucksvoll zu verfolgen (s. Tabelle 7). Sie beweist ferner die Möglichkeit des Überganges vom remissionsfähigen zum letalen Verlauf am gleichen Kranken.

Tabelle 7. *Kennzeichnung eines remissionsfähigen und schließlich letalen Pemphigusverlaufes nach dem Blutbilde bei demselben Kranken.*

Blutbild	Datum	Erythro	Hämo %	Ergebnis
In der remissionsfähigen Phase	29. 9. 40	4,9 Mill.	94	Remission $1/2$ Jahr
	8. 12. 40	4,9 Mill.	95	
	3. 7. 41	4,9 Mill.	92	Remission 2 Jahre
In der letalen Phase. . .	19. 8. 43	3,6 Mill.	60	Exitus (20. 2. 44)
	10. 11. 43	3,5 Mill.	60	

Zusammenfassung.

Diejenigen Pemphigusfälle, mit stark verminderten Hämoglobin-Erythrocytenwerten im Blutbilde werden prognostisch und klinisch als tödliche Verlaufsformen der Krankheit zusammengefaßt.

Diese verminderten Hämoglobin- und Erythrocytenwerte im Blutbilde sind als charakteristische Frühzeichen des letalen Verlaufes zu werten.

Ein weiteres Kennzeichen tödlichen Verlaufes bietet die stärkere Linksverschiebung des weißen Blutbildes (von etwa 10% stabkernigen Leukocyten aufwärts, sowie das Auftreten von Jugendformen und Myelocyten).

Als Grundlage hierzu werden von 20 überprüften Letalfällen 10 im einzelnen und eingehend nach den Blutbefunden aufgeführt.

Diejenigen Pemphiguskranken mit normalen Erythrocyten-Hämoglobinzahlen im Blutbilde lassen prognostisch einen günstigen Verlauf erwarten und führen zum mindesten zur Remission.

Aus 20 überprüften remissionsfähigen Verlaufsformen sind 10 im einzelnen nach Blutwerten aufgeführt. Sie zeigen normale Werte von Erythrocyten und Hämoglobin, desgleichen der stabkernigen Leukocyten.

Nach diesen Beobachtungen sind letale und remissionsfähige Verlaufsform des Pemphigus entgegen den bisherigen Anschauungen wohl zu erkennen und voneinander abzutrennen.

Nach längerer oder kürzerer Remission kann die gutartige Pemphigusverlaufsform bei dem gleichen Kranken in die letale Phase übergehen. Dabei zeigen sich aber auch hier die charakteristischen Blutbefunde entsprechend dem Stadium (remissionsfähig oder maligen).

III.

Aus den vorliegenden Beobachtungen ergeben sich für die Pemphigusbehandlung und ihre Beurteilung gewisse Rückschlüsse:

1. Bei der gutartigen remissionsfähigen Pemphigusverlaufsform verhalten sich die Blutbefunde vor allem hinsichtlich der Erythrocyten und Hämoglobinwerte noch normal. Das Kennzeichen der tödlichen Verlaufsformen des Pemphigus dagegen ist die Pemphigusanämie. Sie bedarf daher besonderer Aufmerksamkeit und veranlaßte mich zusammen mit L. HAUCK zu der erstmaligen Anwendung und Empfehlung der Leberbehandlung bei diesen Kranken. Bestätigt wurden unsere Erfahrungen in einer Reihe in- und ausländischer Mitteilungen des Schrifttums (s. o.), die sich jedoch nur ganz allgemein auf den ,,Erfolg" der Leberbehandlung, nicht aber auf die von mir gegebene Unterscheidung der malignen und der remissionsfähigen Verlaufsform nach dem Blutbilde beziehen. Heute ist die Leberbehandlung des Pemphigus chronicus zu einer Art Standardbehandlung geworden, die kritiklos in Kombination mit anderen Behandlungsmethoden, z. B. Germanin, Sulfonamiden u. a. beim Pemphigus zur Anwendung kommt. Aber selbst bei ausschließlicher Leberbehandlung allein beziehen sich die günstigen Berichte keineswegs auf die Beobachtung oder Verwertung der Blutbefunde und ihrer Veränderungen, sondern nur ganz allgemein auf den Eindruck einer günstigen ,,Wendung" oder eines ,,Heilerfolges" durch die Leber-

Die Kennzeichnung des Pemphigus chronicus nach dem Blutbild. 195

darreichung. Bei der Neigung, solche Erfolge rasch zu veröffentlichen und dem Fehlen gegenteiliger Berichte ist anzunehmen, daß die Mißerfolge den Weg ins Schrifttum nicht gefunden haben. Solche Erfolgsberichte der Leberbehandlung beim Pemphigus sind jedoch nach den obigen Ausführungen mit aller Skepsis zu betrachten. Es wurde schon wiederholt erwähnt, daß z. B. Remissionen der gutartigen remissionsbereiten Pemphigusformen noch keineswegs den Erfolg irgendeines Heilmittels zu bedeuten brauchen, selbst wenn sie als Erfolg eines Heilverfahrens in das Schrifttum eingehen. Dies gilt besonders auch für die „Erfolge" des Germanins. Wenn vollends bei einem Heilverfahren wie auch dem Germanin eine ganze Reihe von Versagern beim Pemphigus berichtet werden, so entsteht jene Gegensätzlichkeit im Schrifttum, wie sie vor allem die Anwendung des Germanins bei dieser Krankheit kennzeichnet. Erfolge und Mißerfolge halten sich hier die Waage. Deutungsversuche dieser widerspruchsvollen Behandlungsergebnisse des Germa in bei Pemphigus sind im Schrifttum kaum vorhanden. Lediglich EUGENIE T. BERNSTEIN erwähnt daß sich Germanin in Deutschland offenbar anders verhält als in den Vereinigten Staaten, in denen nach Germanin häufig erhebliche Verschlimmerungen der Krankheit beobachtet werden. SULZBERGER glaubt, daß man entweder in solchen Fällen das Germanin absetzen oder einen Versuch machen muß, mit einem Leberpräparat die Toleranz gegen Germanin zu erhöhen. Hier werden für das widerspruchsvolle Verhalten des Germanins in der Pemphigusbehandlung somit regionäre Verschiedenheiten der Wirkung angedeutet. Ich erkläre die Widersprüche der unterschiedlichen Germaninwirkung beim Pemphigus damit, daß dieses Verfahren bei einer gutartigen Pemphigusverlaufsform einen Erfolg sehr leicht dann vortäuschen kann, wenn eine Remission nur auf das Heilmittel bezogen wird, nicht aber auf die natürliche Remissionsbereitschaft und -möglichkeit der gutartigen Pemphigusverlaufsform. Das gleiche Mittel erzielt aber bei der letalen Krankheitsform, wenn es unspezifisch ist, nur Versager. So können im Schrifttum die weitgehendsten Widersprüche über die Germaninwirkung beim Pemphigus erklärt werden.

Von einem wirklichen Pemphigusheilmittel ist aber zu erwarten, daß es nicht nur „wechselnde Erfolge", sondern weitgehend auch bei jenen Verlaufsformen den Erfolg erzielen wird, die nach dem Blutbilde als letal gekennzeichnet sind. Solange ein solches Mittel nicht sicher gefunden ist, kann nicht darauf verzichtet werden bei Mitteilungen über Heilerfolge anzugeben, welche Verlaufsform des Pemphigus nach dem Blutbilde vorgelegen hat. Allzu bereitwillig festgestellte Besserungen und Heilungen werden sich auf diese Weise eher als natürliche Remissionen einer gutartigen Verlaufsform darstellen lassen, während Versager bei den nach dem Blutbilde letal gekennzeichneten Formen die Wirkungslosigkeit eines Heilmittels erweisen.

2. Im Zuge der vorliegenden Arbeit soll zum Schlusse noch darauf eingegangen werden, wieweit sich die beobachtete Pemphigusanämie das Kennzeichen der letalen Verlaufsform der Krankheit, durch die empfohlene antianämische Behandlung beeinflussen läßt. Beobachtungen hierüber liegen beim Pemphigus im Schrifttum nicht vor. Sie werden erschwert durch das bei der langen Krankheitsdauer verständlich Bemühen, nichts von allen empfohlenen Behandlungsmitteln unversucht zu lassen, so daß die Eindeutigkeit von Veränderungen auch des Blutbildes erschwert ist.

Zwei Krankheitsfälle der letalen Pemphigusverlaufsform, die ausschließlich einer Leberbehandlung zugeführt wurden, seien hier noch angeführt. Sie ließen eine Verbesserung der reduzierten Hämoglobin Erythrocytenwerte nach der Leberbehandlung erkennen. Der eine Fall wurde geheilt entlassen. Der zweite Pemphigusfall war mit einer ausg dehnten Tuberkulose der inneren Organe von vorneherein hoffnungslos. Eine Heilung war bei der Schwere der tuberkulösen Veränderungen (s. Sektionsbefund) keineswegs zu erwarten. Trotzdem ließ auch er bei massiver Leberbehandlung eine Besserung der Pemphigusanämie sowie vorübergehend eine Besserung der Hauterscheinungen erkennen. Der letale Ausgang wurde nicht aufgehalten, wenn er auch entgegen aller Voraussage sich über 5 Monate verzögerte.

Fall D. H. 23jähriger Mann. In der Familie: Epilepsie bei der Schwester. Eigenanamnese: mit 12 Jahren Amputation des re. Beines nach Unfall. Jetzige Erkrankung: vor 6 Wochen vereinzelt Auftreten von Blasen an der Haut des Rückens, der Brust, der Ober- und Vorderarme. Hautbefund: zahlreiche bis haselnußgroße Blasen mit seröser Flüssigkeit gefüllt, zum Teil geplatzt und verkrustet. Lokalisation: Brust, beide Achselhöhlen, Oberarme, Rücken in geringem Ausmaße, Unterarme und li. Fuß. Temperaturen um 38,5° C. Wa.R. negativ, Urin ohne krankhaften Befund.

Behandlung: Spirocid 120 Tabletten zu je 0,25 g = 30 g, Rohleber 7000 g, Hepatrat liquidum 3mal täglich 1 Eßlöffel (37 Tage).

Blutbild am	Erythrocyten	Hämoglobin %
31. 1.	3,7 Mill.	78
16. 2.	4,1 ,,	81
8. 3.	4,3 ,,	80
25. 4.	4,5 ,,	90
14. 5.	5,2 ,,	95
8. 6.	geheilt entlassen.	

Fall Sch. A. 46jährige Frau. Familienanamnese o. B. Eigene Vorgeschichte: außer Strumektomie und Appendektomie ohne Besonderheiten. Jetzige Erkrankung: seit 1944 Blasenbildung an der Haut, später an der Mundschleimhaut. Zunehmende Schwäche und Abmagerung, weswegen sie am 12. 3. 46 stationärer Pflege übergeben wird. Objektiv: hochgradige Kachexie, außerordentlich stark reduzierter Ernährungs- und Kräftezustand. Völliger Schwund des Fettgewebes, Muskulatur stark reduziert, Atrophie der Daumen- und Kleinfingerballenmuskulatur

Die Kennzeichnung des Pemphigus chronicus nach dem Blutbild. 197

und der Mm. interossei. Pat. ist so schwach, daß eine Untersuchung der inneren Organe kaum möglich ist. Relative Dämpfung der li. Lungenspitze mit feinblasigen R.G. Hautbefund: am ganzen Körper Blasenbildung, teilweise typische Hautpigmentierungen an Stellen von abgeheilten Blasen. Nikolski positiv. An der Mundschleimhaut Blasenbildung. Urin: E-Z-Urobilinogen gering vermehrt. Sediment: einzelne Leukocyten. Durch die Blasenbildung im Munde Nahrungszufuhr erschwert: Temperaturen: remittierendes Fieber bis 39⁰ C. Auftreten von profusen Durchfällen, gelegentlich Verwirrtheitszustände, depressive Stimmungslage, Eindruck des Bestehens eines pellagroiden Zustandes.

Behandlung: 132 ccm Campolon = 33 kg Rohleber, 5 Bluttransfusionen zu je 200 ccm, 2 g Nicobion (pellagroider Zustand). Nachlassen der Durchfälle, Besserung, zum Teil Abheilen der Hauterscheinungen.

Blutbild am	Erythrocyten	Hämoglobin %	
27. 3.	3,1 Mill.	60	
4. 4.	2,6 ,,	50	
10. 4.	2,6 ,,	58	
27. 4.	3,0 ,,	51	
6. 5.	3,6 ,,	38	
20. 5.	3,6 ,,	48	Leberbehandlung
3. 6.	3,0 ,,	56	
28. 6.	4,3 ,,	64	
11. 7.	3,4 ,,	68	
28. 7.	3,5 ,,	73	

Sektionsbefund. Großflächige pigmentierte, teils schuppende Narben im Bereich der ganzen Körperhaut mit Ausnahme des Gesichtes. Paronychien an beiden Händen. Herdförmige Schleimhautverdickungen und Defekte an der Zungen- und Mundschleimhaut. Sehr ausgedehnte produktiv verkäsende Tuberkulose der Lymphknoten, sowie der serösen Häute des Brustraumes. Tuberkulöse Perikarditis mit Verdickungen des Epikards an der Vorderwand des li. Ventrikels. Tuberkulöse Pleuritis mit Knötchenbildung beiderseits und flächenhafte Pleuraverwachsungen li. Walnußgroße, teils verkäste Lymphknotenpakete an der Bifurkation und peritracheal. Bis hühnereigroße Lymphknotenpakete entlang der Bauchaorta, vereinzelt kleinere entlang dem Pankreas und im Mesenterium. Miliartuberkulose in den Lungen und in der Milz. Ausgedehnte konfluierende eitrige Bronchopneumonien in beiden Lungen, besonders li. katarrhal, eitrige Bronchitis. Trübe Schwellung und Stauung der Leber und Nieren. Infektiöstoxische Milzschwellung. Uterus myomatosus mit einigen bis walnußgroßen intramuralen Myomknoten. Marantische Thrombose der Schenkelvenen. Zustand nach Appendektomie und Strumektomie vor längerer Zeit; hochgradige Kachexie.

Beurteilung der Blutwerte: Die Erythrocyten-Hämoglobinzahlen gleiten von den ersten reduzierten Werten (3,1 Mill. und 60%) weiter ab (auf 2,6 Mill. und 50%). Mit dem Beginn der Leberbehandlung erfolgt eine leichte Erhöhung der Erythrocytenwerte (auf 3 Mill. und 3,6 Mill.) während das Hämoglobin (bis auf 38%) weiter absinkt, um dann später (auf 48, 56, 64, 68 und 73%) anzusteigen. Der Höchstwert der Erythrocyten liegt (mit 4,3 Mill.) noch unter der Norm.

Die Ergebnisse hinsichtlich der Beeinflussung des Blutbildes bei den angeführten 2 Pemphiguskranken sprechen nicht dafür, daß die Besserung des Blutbildes der malignen Verlaufsform leicht zu erreichen sei, wenn auch Veränderungen deutlich sind und in einem Falle eine Heilung erzielt werden konnte. Vor allem zeigt sich, wie selbst massierte Leberbehandlung nur eine allmähliche und langsame Verbesserung der Blutbefunde im Gefolge haben kann.

Daß sich die von mir erstmals empfohlene Leberbehandlung des Pemphigus zu einer Art Sonderbehandlung dieser Krankheit entwickelt hat, ist auch nach dem Schrifttum unverkennbar; eine experimentelle Grundlage sowie der Beweis eines wirklichen Wertes dieser Behandlung beim Pemphigus ist jedoch meines Erachtens hierfür bis heute noch keineswegs befriedigend erbracht, ebensowenig wie für die übrigen bisher empfohlenen Pemphigusheilmittel, z. B. Germanin. Vor allem bleibt der Wert der bisher allgemein üblichen kleinen Dosen der verabreichten Leberpräparate mehr als fraglich. Die Leberbehandlung kann aber, wie die angeführten Beispiele zeigen, in massierten Dosen die Pemphigusanämie in ihrem progredienten Verlauf aufhalten bzw. verbessern, womit gleichzeitig allgemeine Besserungen auch der Hauterscheinungen der Pemphiguserkrankung einhergehen können und in einem Falle bei letalem Pemphigus Heilung erzielt wurde. Bei Pemphigusfällen, die nach den Blutbefunden als gutartig anzusehen sind, werden beobachtete Besserungen oder Heilungen nicht ohne weiteres als Erfolge oder Folgen von therapeutischen Maßnahmen gedeutet werden dürfen.

Es soll daher besonders darauf hingewiesen werden, in jedem Falle eines Pemphigus zunächst nach dem Blutbilde zu klären, welche Verlaufsform der Krankheit vorliegt, die gutartigere oder die letale. Auf solche Weise wird in der Folge der Wert eines Behandlungsverfahrens oder Erfolges eindeutiger zu erkennen sein, als nach dem allgemeinen Eindruck, wobei bisher nie unterschieden werden konnte, ob eine an sich gutartige remissionsfähige Verlaufsform oder ein maligner Krankheitsfall vorlag.

Literatur.

ARNETH: Qualitative Blutlehre. 1930. — ATTENHOFER: Inaug.-Diss. 1916. Ref. Derm. Wschr. 1919, 104. — BADE: Derm. Wschr. 1937, 389. — BERNHARDT: Acta derm.-vener. (Schwd.) 14, 165 (1933). — BERNSTEIN: Arch. Derm. (Am.) 33, 155 (1936). — Ref. Zbl. Hautkrkh. 53, 545 bei SULZBERGER. — BINGER: Wien. klin. Wschr. 1936 I, 653; 1938 I, 237. — CAROL, PRAKKEN, RIUTER usw.: Arch. Derm. (D.) 175, 265 (1937). — Ndl. Tschr. Geneesk. 1937, 3505. Ref. Zbl. Hautkrkh. 57, 597. — CASS ET et MICHELEAU: Arch. gén. Méd. 83, 129 (1906). — CHIALE: Gi. ital. Derm. 72, 1405 (1931); 73, 116 (1932). — COTTINI: Arch. ital. Med. sper. 2, 105 (1938). — DANLOS: Nach RIECKES Handbuch der Haut- und Geschlechtskrankheiten, Bd. VII/2, S. 442. — DOSTROWSKI, GUREWITSCH and UNGAR: Brit. J. Derm. 50, 412 (1938). — DOWNING: Arch. Derm. (Am.) 32, 131 (1935). — FLECK and GOLDSCHLAG: Brit. J. Derm. 51, 70 (1939). — FRÜHWALD: Pemphigus vegetans. Leipzig: Leopold Voß 1915. — GOUGEROT et BROUET: Bull. Soc. franc. Derm. 43, 1294 (1936). — GRINEW: J. russ. Mal cutan. 7 (1904).

Ref. Arch. Derm. (D.) **76**, 458 (1905). — Grünwald: Über Pemphigus vegetans. Inaug.-Diss. Gießen 1913. — Hauck u. Höcker: Med. Klin. **6**, 192 (1934). — Keining, Berggreen, Löhe usw.: Derm. Wschr. **1933**, Nr 40. — Kartamischew: Arch. Derm. (D.) **146**, 229 (1924). — Kayser: Derm. Wschr. **1938**, 1170. — Lenartewicz: Przegl. derm. (Pol.) **31**, 422 (1936). Ref. Zbl. Hautkrkh. **56**, 107. — Lindenberg: 18. Tagg dtsch. derm. Ges. 18.—22. Septbr. 1937. Ref. Zbl. Hautkrkh. **57**, 492; **58**, 99. — Lipschütz: Arch. Derm. (D.) **111**, 675 (1912); **153**, 350 (1927). — Derm. Z. **53**, 354 (1928). — Markham and Engman: Arch. Derm. (Am.) **41**, 78 (1940). — Markolf u. Knauer: Arch. Kinderhk. **118**, 39 (1939). — Mayr, J. K.: Münch. med. Wschr. **1930**, Nr 26. — Mierzecki: Zbl. Hautkrkh. **1928**, Nr 27. — Miura, Tomita u. Tanimura: Jap. J. Derm. a. Ur. **43**, 62 (1938). — Münsterer: Zbl. Hautkrkh. **68**, H. 5. — Neumann: Wien. klin. Rdsch. **1900**, Nr 1. Ref. Mh. Derm. **30**, 554 (1900). — Pelagatti: Arch. Derm. (D.) **76**, 458 (1905). — Radaeli: Gi. ital. Derm. **73**, 180 (1932). — Riecke: Handbuch der Haut- und Geschlechtskrankheiten, Bd. VII/2. Zbl. Hautkrkh. **58**, 349. — Ron : Arch. Derm. (D.) **66**, 181 (1903). — Schiedat: Arch. Derm. (D.) **103**, 227 (1910). — Schilling: Dtsch. med. Wschr. **1921**, H. 27, 7. — Schmitz: Reichsgesdh.bl. **1935**, 837. — Scolari: Gi. ital. Derm. **70**, 1507 (1929). Ref. Zbl. Hautkrkh. **34**, 55. — Sulzberger: Arch. Derm. (Am.) **33**, 155 (1936). Ref. Zbl. **53**, 545 (1936). — Szathmary: Orv. Hetil. (Ung.) **69**, 320 (1925). Ref. Zbl. Hautkrkh. **17**, 625 (1925); **19**, 122 (1926). — Talbott and Coombs: Arch. Derm. (Am.) **41**, 359 (1940). — Taniguchi, Kuga, Okamoto and Masuda: Jap. J. exper. Med. (e.) **12**, 333 (1934). — Török: Rieckes Handbuch der Haut- und Geschlechtskrankheiten, Bd. VII/2, S. 440. — Urbach u. Wolfram: Med. Klin. **1933** I, 1619. — Wien. klin. Wschr. **1933** I, 796. — Werth: Arch. Derm. (D.) **176**, 382 (1933). — Wohnke, F : Inaug.-Diss. 1947 — Wolff: Derm. Wschr. **1935** II, 811. — Zieler: Lehrbuch der Hautkrankheiten. — Zumbusch, v.: Arch. Derm. (D.) **70**, 483 (1904).

GPSR Compliance
The European Union's (EU) General Product Safety Regulation (GPSR) is a set of rules that requires consumer products to be safe and our obligations to ensure this.

If you have any concerns about our products, you can contact us on

ProductSafety@springernature.com

In case Publisher is established outside the EU, the EU authorized representative is:

Springer Nature Customer Service Center GmbH
Europaplatz 3
69115 Heidelberg, Germany

www.ingramcontent.com/pod-product-compliance
Ingram Content Group UK Ltd.
Pitfield, Milton Keynes, MK11 3LW, UK
UKHW022234230426
12048UKWH00017BA/1245